I0701097

Kreislauf

CLARKE STEVE

Inhaltsverzeichnis

Herz und Blutgefäße

Herzanatomie:

Wenn Sie die Anatomie des Herzens studieren, lernen Sie seine Kammern, Klappen und den Herzzyklus kennen.

Die Herzkammern, Herzklappen und der Herzzyklus lassen sich besser verstehen, wenn man sie im Detail betrachtet:

- Der Aufbau des Herzens:

Im oberen linken Bereich der Brust befindet sich das Muskelorgan, das als Herz bekannt ist. Im gefalteten

Zustand ähnelt seine Größe der einer menschlichen Faust. Das Herz besteht aus drei getrennten Kammern und einer dreischichtigen Struktur.

Das Herz ist von einem doppelschichtigen Beutel umgeben, dem sogenannten Perikard. Das faserige Perikard ist die schützende und stabilisierende Außenschicht des Herzens. Wenn sich das Herz zusammenzieht und entspannt, schmieren die parietalen und viszeralen Schichten des serösen Perikards das Herz und das umliegende Gewebe und verringern so die Reibung.

- Alternative Mechanismen:

In der Herzanatomie werden die beiden oberen Kammern, die als „Vorhöfe" bezeichnet werden, als Vorhöfe bezeichnet. Über die obere und untere Hohlvene gelangt sauerstoffarmes Blut zurück in den Körper und landet schließlich im rechten Vorhof. Der linke Vorhof erhält sauerstoffreiches Blut über die Lungenvenen, die in der Lunge entspringen.

Nahe der Herzbasis befinden sich zwei weitere kleinere Kammern oder Ventrikel. Die Lungenarterie transportiert sauerstoffarmes Blut vom rechten Ventrikel in die Lunge, während die Aorta sauerstoffreiches Blut vom linken Ventrikel in den Körper transportiert.

- Zirkulierendes Blut:

Die Atrioventrikularklappen (AV-Klappen) verhindern, dass Blut zwischen Herzvorhof und Herzkammer zurückfließt. Sie befinden sich zwischen den beiden Kammern. Auf der einen Seite des Herzens befindet sich die Trikuspidalklappe und auf der anderen Seite die Mitralklappe.

Das Herz hat Taschenklappen, die verhindern, dass Blut nach der Kontraktion wieder in die

Herzkammern einströmt. Auf der einen Seite des Herzens befindet sich die Aortenklappe, auf der anderen die Pulmonalklappe.

- Ich liebe, was ich tue:

Das Herz pumpt kontinuierlich Blut durch den Körper und transportiert Sauerstoff, Nährstoffe und Abfallprodukte zu den Zellen. Dazu verwenden wir folgende Methoden:

Der sogenannte Herzzyklus umfasst alle Vorgänge, die während des Herzschlags selbst stattfinden. Die Systole ist die Kontraktionsphase des Herzens und die Diastole die Entspannungsphase. In der Systole ziehen sich die Ventrikel zusammen und pumpen Blut in die Lungenarterie und Aorta. Die Diastole ist eine Zeit der Entspannung und des Blutflusses vom Herzvorhof zu den Ventrikeln.

Sauerstoffarmes Blut verlässt den Körper durch die Trikuspidalklappe und gelangt in die rechte Herzkammer des Herzkreislaufsystems. Die rechte Herzkammer zieht sich zusammen, um Blut durch die Lungenarterie und -klappe in die Lunge zu pumpen. Nachdem es die Lungenvenen passiert hat, kehrt das sauerstoffreiche Blut in den linken Vorhof des Herzens zurück. Danach lässt die Mitralklappe (Bikuspidalklappe) das Blut in die linke Herzkammer strömen. Während der Kontraktionen pumpt die linke Herzkammer sauerstoffreiches Blut durch die Aortenklappe in die Aorta.

des Körpers mit Sauerstoff und Nährstoffen zu verstehen, ist es wichtig, die Anatomie und Funktion des Herzens sowie den Herzzyklus zu verstehen.

Blutkreislauf:

Die Lehre vom Blutkreislauf, einschließlich der Funktionen der Venen, Arterien und Kapillaren.

Es gibt viele verschiedene Arten von Blutgefäßen im Kreislaufsystem des Körpers, von denen jedes einen lebenswichtigen Zweck erfüllt. Die drei Haupttypen von Blutgefäßen sind Kapillaren, Venen und Arterien.

Arterie:

Ein Netzwerk von Arterien

verteilt sauerstoffreiches Blut vom Herzen in alle Teile des Körpers. Eine Reihe von Merkmalen zeichnet sie aus:

Die dicken Wände der Arterien, die aus glatter Muskulatur und elastischen Fasern bestehen, lassen das Blut ungehindert durch sie fließen. Dank dieser Barrieren können sie der enormen Kraft standhalten, die durch den Herzschlag erzeugt wird.

Da sich Ihr Herz als Reaktion auf

Ihren Herzschlag in regelmäßigen Abständen zusammenzieht und ausdehnt, können Sie in vielen Arterien einen Puls spüren, einschließlich der Arteria radiata in Ihrem Handgelenk.

Auch wenn das Herz ruht, bleibt der Blutfluss konstant, da die Arterien sehr flexibel sind.

Venen:

Die Funktion der Venen besteht darin, sauerstoffarmes Blut zum Herzen zurückzutransportieren.

Die Merkmale, die sie auszeichnen, sind:

Die Venenwände sind dünner und weniger muskulös, da der venöse Blutdruck niedriger ist als der arterielle Druck.

Um zu verhindern, dass das Blut in die entgegengesetzte Richtung fließt, sind viele Venen, insbesondere in den Bcinvenen, mit Einwegklappen ausgestattet. Dank dieser Klappen kann das Blut trotz der Schwerkraft zum Herzen zurückfließen.

Die Venen des Körpers speichern große Mengen Blut für die spätere Verwendung. *C* -Säulen:

Die Kapillaren in Ihrem Körper sind die kleinsten und feinsten Blutgefäße. Sie sind lebenswichtig, da sie Sauerstoff, Nährstoffe und Abfallprodukte aus dem Blut zu den Körperteilen transportieren, die sie benötigen.

Rote Blutkörperchen können jeweils nur eine Reihe extrem kleiner Kapillaren passieren.

Kapillaren sind die Hauptkanäle, durch die die Körperzellen Sauerstoff und Nährstoffe aus dem Blut erhalten und durch die Abfallprodukte wie Kohlendioxid ausgeschieden werden.

Das ausgedehnte Kapillarnetz des Körpers sorgt dafür, dass fast alle Zellen in unmittelbarer Nähe zueinander liegen.

- Flussbezogene Spielsteine:

Eine kurze Beschreibung der Funktionen dieser Venen und Arterien im Blutkreislauf lautet wie folgt:

Das Herz pumpt sauerstoffreiches Blut durch die Arterien zu jeder Zelle, jedem Gewebe und jedem Organ im Körper. Die größte Arterie im Körper, die Aorta, verzweigt sich in zahlreiche kleinere Arterien, die das Blut in verschiedene

Regionen verteilen. Sauerstoffarmes Blut wird durch die Venen und das Herz zurückgeführt, um es mit Sauerstoff anzureichern (Lungenkreislauf) oder im Körper zu verteilen (Systemkreislauf). Venen dienen auch dazu, Blut zu enthalten. Kapillaren verbinden Blutgefäße mit Geweben und ermöglichen den Transport von Nährstoffen, Sauerstoff und Abfallstoffen. Sowohl die Versorgung der Zellen mit Sauerstoff und

Nährstoffen als auch der Abtransport von Abfallprodukten und Kohlendioxid sind voneinander abhängige Prozesse.

Um die Funktion des Kreislaufsystems vollständig zu verstehen, muss man sich darüber im Klaren sein, wie diese Venen Sauerstoff und Nährstoffe zu den Zellen transportieren und gleichzeitig Abfallprodukte abtransportieren.

Blutbestandteile:

Identifizieren Sie Blutplättchen, Plasma, verschiedene Arten von Blutzellen und andere Flüssigkeiten.

Die komplexe Körperflüssigkeit Blut erfüllt zahlreiche lebenswichtige Funktionen. Seine vier Hauptbestandteile sind Blutplasma, weiße Blutkörperchen, rote Blutkörperchen und Blutplättchen.

Rote Blutkörperchen (RBC):

Rote Blutkörperchen oder Erythrozyten machen den Großteil einer Blutprobe aus. Neben seiner Hauptfunktion, Sauerstoff durch den Körper zu transportieren, transportiert das Herz auch Kohlendioxid aus den von ihm versorgten Geweben, damit es von den Lungen ausgeatmet werden kann. Hier sind einige Dinge, die an roten Blutkörperchen auffallen: Rote Blutkörperchen enthalten das Protein Hämoglobin, das Sauerstoff von den Lungen zu den Geweben transportiert, die ihn benötigen.

Aufgrund ihrer charakteristischen bikonkaven Form können rote Blutkörperchen (RBCs) durch enge Kapillaren gelangen und bieten gleichzeitig eine große Oberfläche für den Gasaustausch.

In reifen roten Blutkörperchen ist mehr Platz für Hämoglobin, da sie keinen Zellkern haben.

Weiße Blutkörperchen (WBC):

Weiße Blutkörperchen oder Leukozyten spielen eine entscheidende Rolle bei der Immunität. Im Kampf gegen Krankheiten und außerirdische Kreaturen sind sie nützlich. Neutrophile, Lymphozyten, Monozyten, Eosinophile und Basophile sind einige der vielen Arten weißer Blutkörperchen (WBCs), die bestimmte Funktionen erfüllen.

„Phagozytenzellen" sind eine Art Neutrophilen, die schädliche Mikroben aufnehmen und zerstören können.

Die wichtigen Funktionen der Lymphozyten bei der adaptiven Immunität sind die Produktion von Antikörpern durch B-Zellen und die Koordination von Immunreaktionen durch T-Zellen.

Makrophagen sind die reife Version von Monozyten, die für die Phagozytierung und

Verdauung abgestorbener Zellen und eindringender Organismen verantwortlich sind. Weiße Blutkörperchen, sogenannte Eosinophile, spielen eine Rolle bei der Abwehr des Körpers gegen Parasiten und allergische Reaktionen.

Basophile scheiden bei allergischen Reaktionen Histamin und andere Chemikalien aus.

Gerichte im Blut:

Blutplättchen sind im Grunde genommen Zellstücke, obwohl sie als Thrombozyten bekannt sind. Entscheidend für die Blutgerinnung und Wundheilung. Blutgerinnungskomponenten werden von Blutplättchen abgesondert, wenn sie an der Stelle einer Verletzung in der Blutarterie haften. Dies blockiert den Blutfluss.

Flüssigkeit:

Plasma, der flüssige Teil des Blutes, macht etwa 55 % des Gesamtvolumens aus. Blut versorgt alle Organe und Gewebe im Körper mit Sauerstoff und Nährstoffen. Es ist eine dünne, strohfarbene Flüssigkeit. Die folgenden Bestandteile sind wesentliche Bestandteile des Plasmas:

Der häufigste Bestandteil des Plasmas ist Wasser, das mehr als 90 % seines Volumens ausmacht.

Zu den Proteinen gehören Dinge wie Albumin (das hilft, einen konstanten osmotischen Druck aufrechtzuerhalten), Globuline (die an der Immunität beteiligt sind) und Fibrinogen (das bei der Blutgerinnung hilft). Einige Beispiele für Elektrolyte sind Salze (Natrium, Kalium, Kalzium, Kalziumchlorid). Drei Nährstoffe sind absolut notwendig: Zucker, Protein und Fett. Drei Abfallprodukte sind Bilirubin, Kreatin und Urin. Die transportierten Hormone erreichen die vorgesehenen Organe. Zu den Gasen gehören Kohlendioxid und Sauerstoff. Die Kenntnis der Blutbestandteile ist wichtig, da Blutzellen und Plasma lebenswichtige Funktionen erfüllen, darunter Sauerstoffzufuhr, Immunschutz, Gerinnung und die Übertragung von Nährstoffen und Abfallprodukten im gesamten Körper. Für die Diagnose und Behandlung von Patienten ist die Kenntnis ebenfalls von entscheidender Bedeutung.

Pulmonaler und systemischer Kreislauf:

Wie wird Blut aus anderen Körperteilen des Benutzers in die Lunge transportiert? Geben Sie eine Beschreibung des Lungen- und Systemkreislaufs.

Um Sauerstoff, Nährstoffe und Abfallprodukte durch den Körper zu transportieren, fließt das Blut ständig in einem Prozess, der als **Kreislauf bezeichnet wird**. Sowohl der systemische als auch der

Lungenkreislauf sind wichtige Bestandteile. Wenn wir uns die beiden Hauptarterien und ihre Funktionen ansehen, können wir sehen, wie das Blut durch sie fließt:

Mit Ausnahme der Lunge hat jedes Organ im Körper seine eigenen Venen und Kapillaren, die das Blut durch den Körper transportieren. Dieses System wird als Systemkreislauf bezeichnet. Es transportiert sauerstoffreiches Blut in

Bereiche, die es benötigen, und sammelt sauerstoffarmes Blut, damit es ersetzt werden kann.

Das Kreislaufsystem funktioniert folgendermaßen:

Die linke Herzkammer pumpt sauerstoffreiches Blut durch die Aorta, die Hauptschlagader, in den Rest des Körpers. Die Aorta verzweigt sich in zahlreiche kleinere Arterien, die Organe, Gewebe und Körperteile mit sauerstoffreichem Blut versorgen. Arteriolen zweigen von Arterien ab, die größere

Blutgefäße sind und den Blutfluss zu bestimmten Organen und Geweben steuern. Die Bildung von Kapillarnetzwerken beginnt mit Arteriolen. In den Kapillaren werden Sauerstoff und Nährstoffe zwischen dem Blut und den Körperzellen ausgetauscht. Blut transportiert Nährstoffe und Sauerstoff zu den Zellen und transportiert Abfallprodukte und Kohlendioxid aus dem Körper. Venolen ermöglichen es sauerstoffreichem Blut, die Kapillaren zu verlassen.

Blutgefäße Größere Venen, darunter die obere und untere Hohlvene , entstehen , wenn Venolen verschmelzen. Die großen Venen transportieren sauerstoffarmes Blut zurück in den rechten Vorhof des Herzens. Die rechte Herzkammer erhält sauerstoffarmes Blut durch die Trikuspidalklappe, nachdem es den rechten Vorhof passiert hat. Die rechte Herzkammer ist dafür verantwortlich, Blut, das einen Teil seines Sauerstoffgehalts verloren hat, in die Lungenarterie zu pumpen. Blut mit niedrigem Sauerstoffgehalt wird durch die Lungenarterie in die Lunge transportiert. Bei der aeroben Atmung wird Kohlendioxid gegen Sauerstoff ausgetauscht.

Mit Sauerstoff angereichertes Blut kehrt durch die Lungenvenen in den linken Vorhof zurück.

Der linke Vorhof zieht sich zusammen, um sauerstoffreiches Blut in die linke Herzkammer zu transportieren.

Sauerstoffangereichertes Blut wird durch kräftige Kontraktionen der linken Herzkammer in die Aorta gepresst und der Zyklus setzt sich fort. Zweitens ist der Lungenkreislauf ein unabhängiges System, das die Lunge mit Blut versorgt. Seine Hauptfunktion besteht darin,

Kohlendioxid aus dem Körper zu entfernen und durch Sauerstoff zu ersetzen. So funktioniert der Lungenkreislauf:

Sauerstoffarmes Blut mit hohem Kohlendioxidgehalt fließt durch die Venen des Körpers zum rechten Vorhof. Wenn sich der rechte Vorhof zusammenzieht und die Trikuspidalklappe öffnet, wird Blut vom rechten Vorhof in die rechte Herzkammer gepumpt. Ohne Sauerstoff gelangt das Blut bei Kontraktion der rechten Herzkammer über die Lungenarterie in die Lunge.

Klappen in der Lunge: Die Lungenbläschen (Alveolen) werden von der Lungenarterie versorgt, die sich in Arteriolen und Kapillaren verzweigt. Das Blut transportiert Sauerstoff in alle Körperteile und Kohlendioxid durch die Kapillaren durch die Alveolen. Die Funktion der Lungenvenen besteht darin, sauerstoffreiches

Blut von der Lunge zum Herzen zurückzuführen.

Sauerstoffreiches Blut gelangt durch den linken Vorhof ins Herz. Nachdem der linke Vorhof sauerstoffreiches Blut in die Aorta gepumpt hat, übernimmt die linke Herzkammer den Rest des Blutkreislaufs. Schließlich transportiert der Körperkreislauf Sauerstoff und Nährstoffe zu den Körpergeweben, während der Lungenkreislauf Kohlendioxid aus dem Blut entfernt. Der

Stoffwechsel des Körpers wird gefördert und alles funktioniert gut, dank der Tatsache, dass diese beiden Kreislaufsysteme zusammenarbeiten.

Herzkrankheiten:

Zu den Erkrankungen der Blutgefäße und des Herzens zählen Herzkrankheiten, Bluthochdruck und Arteriosklerose.

Im Allgemeinen werden Erkrankungen des Herzens und der Blutgefäße als **Herz-Kreislauf-Erkrankungen (CVD) bezeichnet.** Sie sind weltweit eine der Hauptursachen für Krankheit und Tod. In diesem Abschnitt werden die am häufigsten vorkommenden

Herzerkrankungen behandelt. Zunächst einmal zu den Herzerkrankungen, die oft als **Koronararterienerkranku ng bezeichnet werden** : Eine Herzerkrankung, die manchmal auch Koronararterienerkrankung (KHK) oder ischämische Herzkrankheit genannt wird, tritt auf, wenn die Herzkranzgefäße, die den Herzmuskel mit Blut und Sauerstoff versorgen, kollabieren oder versagen. Die

Hauptursache für Herzerkrankungen ist Arteriosklerose, also die Bildung von Fettablagerungen (sogenannte Plaques) in den Arterien. Zu den Faktoren, die das Risiko unerwünschter Ereignisse erhöhen, zählen Rauchen, Bluthochdruck, Dyslipidämie, Diabetes und überschüssiges Körperfett. In schweren Fällen können Symptome Brustbeschwerden (Angina pectoris), Atembeschwerden, starke

Müdigkeit und sogar Herzinfarkte (Myokardinfarkte) umfassen. Im Rahmen der Behandlung können den Patienten Medikamente wie Betablocker und Statine verschrieben werden und sie können sich Behandlungen wie Angioplastie, Stentimplantation oder einer Koronararterien-Bypass-Operation (CABG) unterziehen, um verstopfte Arterien zu öffnen.

Hypertonie oder Bluthochdruck:

Von Hypertonie spricht man, wenn der Blutdruck in den Arterien dauerhaft über dem gesunden Niveau liegt und so Druck auf die Arterien und möglicherweise auch auf andere Organe ausübt.

Die überwiegende Mehrheit der Fälle von Bluthochdruck, ob primär oder essentiell, hat unklare Ursachen. Andererseits sind Vererbung, Fettleibigkeit, Salzüberladung und mangelnde körperliche Aktivität

Risikofaktoren.

Warnsignale Ein Begriff für Bluthochdruck oder Hypertonie ist „stiller Killer", da nur wenige Menschen wissen, dass sie darunter leiden. Wird die Behandlung dieser Krankheit vernachlässigt, erhöht sich das Risiko, schwerwiegende gesundheitliche Probleme wie Herzkrankheiten, Schlaganfall und Nierenversagen zu entwickeln. Um Bluthochdruck effektiv zu kontrollieren, muss eine Person ihren Lebensstil ändern, z. B. ihre Ernährung verbessern und ihr körperliches Aktivitätsniveau steigern. Medikamente gegen Bluthochdruck umfassen häufig Diuretika, Betablocker, ACE-Hemmer und Kalziumkanalblocker, um nur einige zu nennen.

Sklerose der Arterien:

Fettablagerungen, sogenannte atherosklerotische Plaques, lagern sich in den Arterienwänden ab und verursachen Arteriosklerose. Diese Komponente spielt eine wichtige Rolle bei der Entwicklung von Herz-Kreislauf-Erkrankungen, Schlaganfällen und peripheren arteriellen Erkrankungen.

Das Fortschreiten der Arteriosklerose wird durch entzündliche Faktoren, Rauchen, Bluthochdruck und Cholesterin beeinflusst. Die Symptome können sich anders äußern, wenn bestimmte Arterien blockiert sind. Wenn sich die

Fettablagerung in den Koronararterien ansammelt, kann sie Angina pectoris oder einen Herzinfarkt verursachen. Eine der Hauptursachen für Schlaganfälle ist die Karotiserkrankung. Wenn die peripheren Arterien beeinträchtigt sind, kann dies zu Claudicatio führen, was als Beinschmerz beim Training definiert ist.

Die Behandlung von Arteriosklerose erfordert eine Änderung der

Lebensgewohnheiten, einschließlich Ernährung, körperlicher Aktivität und Raucherentwöhnung. Medikamente sind eine Möglichkeit, um Blutdruck und Cholesterinspiegel zu senken. Um blockierte Arterien zu umgehen oder zu öffnen, kann eine Angioplastie oder Operation erforderlich sein.

Viele häufige Herz-Kreislauf-Erkrankungen können durch eine Änderung des Lebensstils und den Einsatz geeigneter medizinischer Maßnahmen verhindert oder zumindest symptomatisch gelindert werden.

Durch einen gesunden Lebensstil, die Minimierung von Risikofaktoren und regelmäßige ärztliche Untersuchungen können Sie das Auftreten und die Schwere vieler Erkrankungen verringern.

Blutdruck:

Erklären Sie, was Blutdruck ist, wie er gemessen wird und warum er für Ihre Gesundheit entscheidend ist.

Die gemessene Kraft, mit der das Blut gegen die Arterienwände drückt, wird vom Herzen verwendet, um Blut durch den Körper zu pumpen. Sie wird in Millimeter Quecksilbersäule (mmHg) als Verhältnis zwischen erhöhtem systolischem Druck und verringertem diastolischen Druck ausgedrückt.

Der größere der beiden Werte ist der systolische Druck. Das ist die Kraft, die auf die Arterien ausgeübt wird, wenn sich das Herz zusammenzieht und Blut in den Körper pumpt.

Während sich das Herz zwischen jedem Schlag zusammenzieht und entspannt, wird der Druck in den Arterien als diastolischer Blutdruck gemessen, der der niedrigste Faktor ist. Das Blutdruckmessgerät oder die Blutdruckmanschette misst den Blutfluss durch die Arterien. Um die Standardmessung durchzuführen, gehen Sie wie folgt vor : Legen Sie ein Armband um einen Arm. Der Blutfluss des Patienten zur Arteria brachialis wird vorübergehend gestoppt, indem die Manschette auf einen Druck aufgepumpt wird, der höher ist als der erwartete systolische Druck. Der Manschettendruck wird allmählich verringert, während mit einem Stethoskop der arterielle Puls abgehört wird.

Wenn der erste hörbare Blutfluss durch eine Arterie erkannt wird, wird der systolische Druck berechnet. Wenn die Manschette aufhört, Geräusche zu machen, wird der diastolische Druck gemessen.

Die Standardmethode zum Aufzeichnen eines Blutdruckwertes ist „X über Y mm Hg", wobei X der systolische Druck und Y der diastolische Druck ist. Millimeter Quecksilbersäule (mm Hg) werden verwendet, um den systolischen und diastolischen Druck des Herzens zu messen. Neben seinen wichtigen Auswirkungen auf die kardiovaskuläre Gesundheit hat der Blutdruck weitreichende Folgen für das allgemeine Wohlbefinden.

Wenn das Herz aufgrund von Bluthochdruck ständig unter Druck steht, können Komplikationen wie koronare Herzkrankheit, Herzinfarkte und Herzversagen auftreten.

Bei Menschen mit Bluthochdruck steigt die Wahrscheinlichkeit eines Schlaganfalls erheblich an. Hoher Blutdruck kann die Blutgefäße im Gehirn schädigen oder zur Bildung von Blutgerinnseln führen und die Blutzufuhr unterbrechen.

Die Fähigkeit der Nieren, Abfallprodukte aus dem Blut auszuscheiden, nimmt ab, wenn der hohe Blutdruck die Arterien schädigt, die die Nieren mit Blut versorgen.

Hoher Blutdruck, der die Blutgefäße im ganzen Körper schädigen kann, erhöht das Risiko einer Arteriosklerose, also der Verengung und Verhärtung der Arterien.

Bluthochdruck verursachte Schädigung der Blutgefäße im Auge kann zur Erblindung oder zu Sehstörungen führen.

Hoher Blutdruck ist aus Sicht der öffentlichen Gesundheit oft ein „stiller" Zustand, das heißt, er zeigt keine Symptome, bis erheblicher Schaden entstanden ist. Regelmäßige Nachuntersuchungen sind für eine frühzeitige Erkennung und wirksame Behandlung unerlässlich.

Sie können Ihren Blutdruck in einem gesunden Bereich halten, indem Sie Ihren Lebensstil ändern, z. B. sich gesund ernähren, regelmäßig Sport treiben, Stress vermeiden und nicht rauchen oder übermäßig trinken. Eine vom Arzt empfohlene Medikamenteneinnahme kann Bluthochdruckpatienten helfen, ihren Zustand zu kontrollieren und das Risiko von Komplikationen zu verringern. Ein tägliches Blutdruckprotokoll ist eine einfache Möglichkeit, gesund zu bleiben und Herz-Kreislauf-Problemen vorzubeugen.

Blutgerinnung :

Erfahren Sie mehr über die Bildung von Blutgerinnseln. Sie ist wichtig für die Wundheilung und die Verhinderung übermäßiger Blutungen.

Ein wesentlicher physiologischer Prozess, der bei einer Verletzung einer Blutarterie die Blutung stoppt, ist die Hämostase oder Blutgerinnung. Viele verschiedene Komponenten müssen harmonisch zusammenarbeiten. Nachfolgend finden Sie eine kurze Erklärung der Blutgerinnselbildung und ihrer entscheidenden Rolle bei der Blutstillung und Heilung : Das erste, was bei einer Verletzung einer Blutarterie passiert, ist eine Gefäßverengung. Eine Verletzung eines Blutgefäßes führt dazu, dass sich seine Wände verengen, was den Blutfluss einschränkt und weitere Blutungen stoppt. Die erste Reaktion ist die Verengung der Blutgefäße.

- Hämostase:

Da das Blutgefäß verletzt ist, werden die Kollagenfasern freigelegt, was zu einer Blutplättchenadhäsion führt. Blutplättchen, kleinere Blutzellen, die sich an Kollagenfasern anlagern, schwärmen um die Verletzungsstelle herum.

Wenn sie nach der Bindung aktiviert werden, ändert sich die Form der anhaftenden Blutplättchen. Sie stimulieren andere Blutplättchen in der Umgebung, indem sie chemische Signale freisetzen. Blutplättchen verklumpen und verursachen eine vorübergehende Blockade, wenn ein Blutgefäß verletzt ist.

- eine nachfolgende Blutung:

Die Gerinnungskaskade oder sekundäre Hämostase ist eine Kettenreaktion von Enzymen, die ein stabiles Blutgerinnsel bildet.

Blutproteine, sogenannte

Gerinnungsfaktoren, sind für diesen Prozess von entscheidender Bedeutung. Die Interaktion zwischen diesen Teilen folgt einer klaren Hierarchie. Schließlich wandelt die Gerinnungskaskade lösliches Fibrinogen in unlösliche Fibrinstränge um. Wenn sich die Fibrinstränge verbinden und den Blutplättchenpfropf verstärken, bildet sich ein stabiles Blutgerinnsel.

Der vierte Schritt ist die Gerinnselretraktion, die nach der

Bildung des Gerinnsels erfolgt. Beim Biegen ziehen die Fibrinstränge die Ränder des geplatzten Gefäßes wieder zusammen und verringern so die Größe des Gerinnsels.

- Gerinnselreparatur und -auflösung:

Fibrinolyse ist ein Prozess, der nach der vollständigen Wundheilung auftreten kann. Plasmin, ein Enzym , das Fibrinstränge abbaut, löst das Fibringerinnsel langsam auf.

Eine

restaurative Behandlung, die die normale Funktion des verletzten Blutgefäßes wiederherstellt, indem sie dessen Endothel oder Innenauskleidung repariert. Die Form des Gerinnsels ist absolut entscheidend:

- Das Wachstum eines Blutgerinnsels ist aus mehreren Gründen entscheidend:

Als Reaktion auf eine Verletzung bildet sich ein stabiles

Blutgerinnsel, um weitere, möglicherweise tödliche Blutungen zu stoppen. Blutgerinnsel erleichtern den Wundheilungsprozess, indem sie einen Zeitrahmen vorgeben. Sie beschleunigen den Heilungsprozess beschädigter Gewebe und Blutgefäße. Die Blutgerinnung trägt zur Aufrechterhaltung eines gesunden Kreislaufsystems bei, indem sie verhindert, dass Blut aus den Gefäßen austritt.

Indem sie Mikroorganismen wie Viren und Bakterien an der Verletzungsstelle einfangen, tragen Blutgerinnsel dazu bei, Infektionen vorzubeugen.

Eine abnorme Blutgerinnung kann im Gegensatz zur normalen Blutgerinnung gefährliche Blutungen, Embolien und Schlaganfälle verursachen. Es ist wichtig, dass medizinische Experten alle Gerinnungsprobleme beurteilen und behandeln, da das

Gleichgewicht der Blutgerinnung für die allgemeine Gesundheit von Bedeutung ist.

Pulsschlag:

Erforschen Sie die Faktoren, die die Herzfrequenz einer Person beeinflussen, und machen Sie sich mit den vielen typischen und abnormalen Herzrhythmen vertraut.

- ## Blutdruck messen:

Pulse pro Minute (bpm) sind die Standardmaßeinheit für die Herzfrequenz. Im Folgenden sind einige mögliche Ursachen für einen schnellen oder unregelmäßigen Herzschlag aufgeführt:

- Konventionelle Einflussfaktoren auf die Herzfrequenz:

Mit zunehmendem Alter verlangsamt sich unsere Herzfrequenz auf natürliche Weise. Die Herzfrequenz von Erwachsenen ist niedriger als die von Neugeborenen und Kleinkindern. Die Ruheherzfrequenz ist bei Frauen höher als bei Männern. Die Herzfrequenz steigt während des Trainings, da der Körper mehr Sauerstoff und Nährstoffe benötigt, die durch die Atmung aufgenommen werden. Eine erhöhte Herzfrequenz wird mit der „Kampf-oder-Flucht"-Reaktion und anderen starken Emotionen wie Stress und Angst in Verbindung gebracht. Sowohl sehr heiße als auch sehr kalte Temperaturen können die Herzfrequenz beeinflussen. Bei Kälte tritt das Gegenteil ein; tatsächlich kann sie Ihre Herzfrequenz senken.

Wenn wir unter Stress stehen oder uns körperlich bedroht fühlen, schüttet unser Körper Hormone wie Adrenalin aus, die unseren Herzschlag beschleunigen können. Medikamente Zu den Medikamenten, die den Herzschlag verlangsamen, gehören abschwellende Mittel und Stimulanzien. Wenn die Körpertemperatur steigt, wie es bei Fieber der Fall ist, erhöht sich auch der

Herzschlag.

Herzrhythmusstörungen:

Bei Erwachsenen spricht man von Bradykardie, wenn die Herzfrequenz unter 60 Schläge pro Minute (bpm) fällt. Die Gründe können mit dem Alter, Medikamenten, einem Herzblock oder anderen Erkrankungen zusammenhängen.

Bei Menschen ist Tachykardie definiert als eine Herzfrequenz, die deutlich über 100 Schläge pro Minute liegt. Sie kann durch

Angst, Fieber, Anämie oder unregelmäßigen Herzschlag verursacht werden.

Arrhythmien sind unregelmäßige Herzschläge. Hier einige Beispiele:

Vorhofflimmern (AFib) ist durch einen schnellen, unregelmäßigen Herzschlag gekennzeichnet, der im Herzvorhof beginnt.

Wenn die Herzkammern schnell zu schlagen beginnen, spricht man von ventrikulärer Tachykardie (VT).

Die Arrhythmie der Herzkammern wird als Kammerflimmern (VFib) bezeichnet und kann tödlich sein.

Eine Erkrankung, die durch schnelle Herzschläge gekennzeichnet ist, denen langsamere folgen. Wenn die elektrischen Signale zwischen den Herzkammern und dem Herzvorhof unterbrochen werden, kommt es zu Bradykardie oder unregelmäßigem Herzschlag, was Symptome eines Herzblocks sind.

Der Herzvorhof (PAC) oder die Herzkammern (PVC) können vorzeitig kontrahieren, was zu unregelmäßigem Herzschlag führen kann. Das Long-QT-Syndrom ist eine Erbkrankheit, die das Risiko von Herzrhythmusstörungen erhöht. Unerwartet schnelle Herzschläge, bekannt als supraventrikuläre Tachykardie

(SVT), können ohne ersichtlichen Grund auftreten.

- Emotionaler Puls:

Die Herzfrequenz, also die Regelmäßigkeit oder das Muster der elektrischen Impulse des Herzens, bestimmt den Zeitpunkt der Herzkontraktionen. Es gibt verschiedene Arten von Herzrhythmen:

Der „normale Sinusrhythmus" (NSR) beschreibt den

natürlichen Schrittmacher des Herzens, den Sinusknoten, der jeden Herzschlag auslöst.

Wenn die Kontraktionen der Vorhöfe unregelmäßig und zu schnell sind, um mit denen der Herzkammer synchronisiert zu werden, spricht man von Vorhofflimmern (AFib).

Die Ventrikel sind die Ursache einer ventrikulären Tachykardie (VT), einem gefährlich schnellen Herzschlag, der tödlich sein kann.

Ein extrem schneller und unregelmäßiger Herzschlag, der in den Herzkammern auftritt; ein medizinischer Notfall, der als Kammerflimmern (VFib) bezeichnet wird.

Vorhofflattern ist durch schnelle, regelmäßige Herzschläge gekennzeichnet, die als sägezahnähnliches Elektrokardiogramm (EKG)-Signal erscheinen.

Von Bradykardie sprechen Mediziner bei einer

Herzrhythmusstörung, bei der die Herzfrequenz deutlich unter dem Normalwert liegt.

Der normale Herzrhythmus kann durch vorzeitige Vorhofkontraktionen (PAC) oder vorzeitige ventrikuläre Kontraktionen (PVC) verändert werden.

Wenn der elektrische Strom nicht ungehindert vom Herzvorhof in die Herzkammer fließen kann, schlägt das Herz langsamer.

Die Gesundheit Ihres Herzens hängt von seiner regelmäßigen Frequenz und seinem Rhythmus ab. Wenn Sie Unregelmäßigkeiten in Ihrem Herzrhythmus oder Rhythmus bemerken, sollten Sie einen Arzt aufsuchen. Medikamente, Verhaltensänderungen oder sogar medizinische Verfahren wie Kardioversion oder das Einsetzen eines Herzschrittmachers können Teil der Lösung sein. Ständige Überwachung und rechtzeitige medizinische Eingriffe können Arrhythmien oft unter Kontrolle bringen.

Lebensstil und Herz-Kreislauf-Gesundheit:

Diskussion der Ernährungsgewohnheiten, des körperlichen Aktivitätsniveaus und des Stressniveaus des Benutzers in Bezug auf die Herz-Kreislauf-Gesundheit.

Ihr Herz wird stark von Ihrer Entscheidung für einen gesunden Lebensstil profitieren. Ein herzgesunder Lebensstil ist die beste Abwehr gegen Herz-Kreislauf-Erkrankungen, Schlaganfälle und andere damit verbundene Krankheiten. Hier erfahren Sie, wie Ihre Ernährung, Ihr Trainingsprogramm und Ihr Stressmanagement Ihre Herzgesundheit beeinflussen.

- Gut essen:

Der einfachste Weg, sich gesund zu ernähren, besteht darin, regelmäßig verschiedene Lebensmittel aus jeder Lebensmittelkategorie zu essen. Erhöhen Sie Ihren Verzehr von gesundem Getreide, mageren Proteinen (wie Hühnchen, Fisch und Linsen), fettarmen

Milchprodukten und frischen Produkten. Wenn Sie gesättigte und Transfette aus Ihrer Ernährung streichen, können Sie ein gesundes Gewicht halten und Ihren LDL-Cholesterinspiegel (schlechtes Cholesterin) senken. Einige häufige Lebensmittel, die diese Lipide enthalten, sind frittierte Lebensmittel, verarbeitete Snacks und fettes Fleisch.

- Reduzieren Sie Ihre Natriumaufnahme:

Hoher Salzkonsum erhöht den Blutdruck. Verwenden Sie zum Würzen Ihrer Gerichte statt Salz lieber Kräuter und Gewürze.

Um den Cholesterinspiegel zu senken, nehmen Sie gesunde Fette in Ihre Ernährung auf, beispielsweise Olivenöl, Avocados, Mandeln und fetten Fisch wie Forelle und Lachs.

Beim Alkoholkonsum sollte man auf Maß achten. Normalerweise trinken Männer nicht mehr als zwei Drinks am Tag und Frauen nicht mehr als einen. Wenn man auf die Portionsgrößen achtet, kann man übermäßiges Essen vermeiden, was wiederum das Risiko von Fettleibigkeit und Herz-Kreislauf-Erkrankungen senkt.

- Übung:

Schnelles Gehen, Laufen, Schwimmen und Radfahren sind aerobe Übungen, die dabei helfen können, das Gewicht zu kontrollieren, die kardiovaskuläre Fitness zu verbessern und den Blutdruck zu senken.

Gewichtheben oder Übungen mit dem eigenen Körpergewicht sind Beispiele für Krafttrainingsübungen, die Ihnen dabei helfen können,

Muskeln aufzubauen, Ihren Stoffwechsel anzukurbeln und Ihre Herzgesundheit zu verbessern.

Zusätzlich zu 75 Minuten Aerobic-Training mit hoher Intensität oder 150 Minuten Aerobic-Training mit mittlerer Intensität pro Woche sollten Sie mindestens zweimal pro Woche muskelstärkende Übungen in Ihren Tagesablauf einbauen. Jeder sollte in seinen Tagesablauf Bewegung einbauen: Zwei einfache Strategien, um mehr Bewegung in Ihren Tag zu integrieren, sind, die Treppe statt des Aufzugs zu nehmen und in den Pausen Sport zu treiben.

- Mit Druck umgehen:

Achtsamkeits- und Entspannungstechniken wie Yoga, tiefe Atmung und Meditation können helfen, Stress abzubauen und den Blutdruck wieder in den Normalbereich zu bringen.

Sorgen Sie regelmäßig für sieben bis neun Stunden erholsamen Schlaf pro Nacht.

Bei Menschen mit Schlafproblemen ist das Risiko einer Herz-Kreislauf-Erkrankung hoch.

Mit den Liebsten in Kontakt zu bleiben und neue Kontakte zu knüpfen kann helfen, Stress abzubauen.

Das körperliche und emotionale Wohlbefinden eines Menschen

kann von gutem Zeitmanagement und der Festlegung realistischer Ziele profitieren.

Körperliche Bewegung ist nicht nur gut für das Herz, sondern reduziert auch Stress, indem sie die natürliche Produktion von Endorphinen steigert, die unser Wohlbefinden steigern.

- Hör auf zu rauchen:

Mit dem Rauchen aufzuhören ist eines der gesündesten Dinge, die

Sie für Ihr Herz tun können. Für Ihr Herz ist das Aufhören mit dem Rauchen eines der besten Dinge, die Sie tun können.

- Regelmäßige Rezensionen:

Lassen Sie sich einmal im Jahr untersuchen, um Risikofaktoren wie Cholesterin, Blutdruck und mehr zu überwachen. Durch frühzeitiges Erkennen und Behandeln dieser Risikofaktoren können Herzprobleme verhindert werden.

Positive Lebensstilentscheidungen wie eine herzgesunde Ernährung, regelmäßige Bewegung, Stressbewältigung und der Verzicht auf Tabakkonsum können dazu beitragen, die Herz-Kreislauf-Gesundheit zu erhalten und das Risiko von Herzerkrankungen und damit verbundenen Störungen zu verringern. Ein Gespräch mit einem Arzt oder einem ausgebildeten Ernährungsberater kann Ihnen bei der Umsetzung dieser Lebensstiländerungen individuelle Ratschläge und Hilfestellung geben.

Angiographie:

Angiographie, Elektrokardiogramm (EKG) und Echokardiogramm (ECHO) sind nur einige der vielen Diagnosemethoden, mit denen die Herzgesundheit beurteilt werden kann.

Kardiovaskuläre Diagnoseinstrumente sind für Ärzte unerlässlich, um den Zustand des Herz-Kreislauf-Systems ihrer Patienten zu beurteilen. Mit diesen Tests können viele verschiedene Herzprobleme identifiziert und überwacht werden. Im

Folgenden finden Sie Beispiele für einige der wichtigsten Herzdiagnosetests

und -verfahren: EKG oder EKG steht für Elektrokardiogramm, und Elektrokardiogramme (EKGs) messen die elektrische Aktivität des Herzens, um den Rhythmus zu beurteilen. Um die elektrischen Impulse des Herzens zu erfassen, werden während des Verfahrens an bestimmten Stellen Elektroden auf die Haut gelegt. Informationen über die elektrische Aktivität des Herzens können aus der erzeugten Elektrokardiogramm-Wellenform (EKG) abgeleitet werden .

Dieses Gerät ist nützlich für die Diagnose von Arrhythmien, Herzinfarkten und anderen Anomalien im Zusammenhang mit dem elektrischen Herzen.

Bildgebung des Herzens und der Blutgefäße mit Ultraschall Die Echokardiographie ist ein Diagnoseverfahren, das

Schallwellen (Ultraschall) verwendet, um Bilder der Anatomie und Funktion des Herzens zu erstellen. Während der Behandlung wird ein Wandler auf die Brust des Patienten gelegt, um Schallwellen zu erzeugen und deren Echos zu sammeln. Dadurch können hochauflösende Bilder des Herzens und seiner Kammern erstellt werden. Die Messung der Auswurffraktion, die Bewertung der Herzklappenfunktion und die Erkennung von Herzerkrankungen sind nur einige der vielen Einsatzmöglichkeiten.

- Stressbeurteilungen:

Stresstests können bei der Diagnose koronarer Herzkrankheiten helfen und bestimmen, wie viel Aktivität eine Person verträgt, indem sie die Reaktion des Herzens auf Anstrengung messen. Es gibt eine Vielzahl von Stresstests, darunter Stresstests (auf einem Heimtrainer oder Laufband), pharmakologische Stresstests (mit Medikamenten, die Aktivität simulieren) und Stress-Echokardiographie.

Stresstests werden häufig verwendet, um koronarer Herzkrankheiten zu diagnostizieren, die Wirksamkeit von Medikamenten zu verfolgen und die allgemeine kardiovaskuläre Gesundheit zu bewerten.

- Angiographie, auch Angiographie genannt:

Die Angiographie ist ein diagnostisches Verfahren, bei dem Röntgenstrahlen und Kontrastmittel verwendet werden, um die Venen und Arterien des Körpers grafisch darzustellen.

Der Prozess beginnt mit dem Einführen eines Katheters in eine blutführende Arterie (häufig in der Leiste) und wird mit seiner gezielten Passage zur gewünschten Stelle fortgesetzt. Durch die Injektion eines Kontrastmittels können Röntgenstrahlen aufgenommen werden.

Anwendung Dieser Ansatz ist nützlich bei der Diagnose und Beurteilung von Gefäßverschlüssen, Aneurysmen, peripherer arterieller Verschlusskrankheit, koronarer Herzkrankheit und anderen ähnlichen Erkrankungen.

- Bildgebende Verfahren des Herzens (CT und MRT):

Das ultimative Ziel dieser hochmodernen Bildgebungsverfahren ist die Erstellung detaillierter Bilder des Herzens und der Blutgefäße. Bei der Computertomographie werden Röntgenstrahlen und Computer verwendet, um Querschnittsbilder zu erzeugen, während bei der Magnetresonanztomographie

(MRT) Radiowellen und Magnetfelder zum Einsatz kommen.

Um die Anatomie und Funktion des Herzens zu beurteilen, verwenden Mediziner Bildgebungsverfahren wie die Computertomographie (CT) und die Magnetresonanztomographie (MRT).

- Audio-Holter:

Der Zweck eines tragbaren Elektrokardiogramms (EKG)

während einer Holter-Überwachungssitzung besteht darin, die elektrische Aktivität des Herzens mindestens zwei Tage lang zu dokumentieren. Bei einem herkömmlichen Elektrokardiogramm (EKG) würden Herzrhythmusstörungen übersehen werden, dieses Gerät kann sie jedoch erkennen.

- Herzkatheteruntersuchung:

Eine Herzkatheteruntersuchung kann eine Vielzahl von

Herzerkrankungen identifizieren und behandeln. Während des Verfahrens wird ein Katheter in eine Vene eingeführt und zum Herzen vorgeschoben.

Zu den Einsatzmöglichkeiten gehören die Erkennung von Erkrankungen der Herzkranzgefäße, die Messung des intrakardialen Blutdrucks und die Behandlung von Blockaden durch Angioplastie und Stentimplantation.

Um den Gesundheitszustand des

Herz-Kreislauf-Systems zu beurteilen, Herzprobleme genau zu identifizieren und effiziente Behandlungspläne zu entwickeln, sind diese Diagnoseinstrumente unverzichtbar. Der ausgewählte Test richtet sich nach dem klinischen Kontext und den für eine genaue Diagnose erforderlichen Daten.

www.ingramcontent.com/pod-product-compliance
Lightning Source LLC
Chambersburg PA
CBHW051820250726
48659CB00005B/1588